AF395239

REMARQUES

SUR LES

FRACTURES SPIROÏDES

ET SUR LES

RÉGÉNÉRATIONS OSSEUSES.

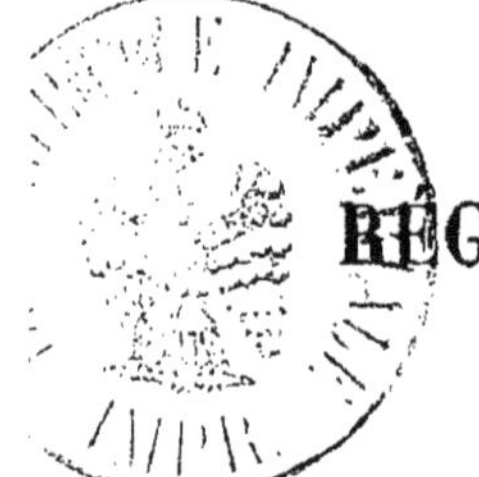

RAPPORT

SUR UNE OBSERVATION DE M. DESCROIZILLES,

LU A LA SOCIÉTÉ ANATOMIQUE LE 24 JUIN 1859,

PAR

M. PAUL BROCA.

PARIS,

LIBRAIRIE DE VICTOR MASSON,

PLACE DE L'ÉCOLE-DE-MÉDECINE.

1859

EXTRAIT DES BULLETINS DE LA SOCIÉTÉ ANATOMIQUE,

2ᵉ série, tome IV.

REMARQUES

SUR

LES FRACTURES SPIROÏDES

ET SUR

LES RÉGÉNÉRATIONS OSSEUSES.

La pièce remarquable que M. Descroizilles vous a présentée provient d'une jeune fille de quinze ans qui fut blessée devant l'Opéra, dans la soirée du 14 janvier 1858. Avant de vous soumettre les réflexions que ce fait important m'a suggérées, je vous demanderai la permission, messieurs, de vous rappeler les principaux détails de l'observation.

Cette jeune fille reçut à la partie inférieure de la cuisse, un peu en dehors et un peu au-dessus de la rotule, un éclat de bombe fulminante qui pénétra jusqu'au squelette. Elle tomba aussitôt sans connaissance, et il paraîtrait qu'au milieu de l'épouvante universelle, elle aurait été foulée aux pieds. Ce renseignement, consigné dans l'observation, n'a peut-être pas toute la certitude désirable ; néanmoins je le reproduis ici sous toute réserve, parce qu'il devra être pris en considération lorsque nous chercherons l'explication de certains désordres qui n'ont pu être produits par l'action directe du projectile.

La victime fut relevée au bout de quelques instants et transportée à l'hôpital Lariboisière, dans le service de M. Voillemier, qui constata le soir même, outre la plaie de la partie inférieure de la cuisse, une fracture évidente paraissant située vers le tiers moyen du fémur. Ignorant le volume et le trajet du projectile, qui était resté enseveli dans l'épaisseur du membre, M. Voillemier dut croire, comme je le crus moi-même quelque temps après, lorsque je le remplaçai dans son service, que la fracture du fémur avait été produite directement par le projectile. Cette supposition, qui était la plus naturelle et presque la seule plausible, n'a pas été confirmée par l'autopsie, et c'est un point sur lequel nous aurons à revenir tout à l'heure.

Je crois inutile, messieurs, de vous rappeler jour par jour l'histoire des accidents qui vinrent compliquer cette double lésion déjà si grave en elle-même. Le traitement fut dirigé aussi consciencieusement que possible ; mais M. Voillemier se trouva, et moi-même après lui, en présence de circonstances qui ne nous laissèrent pas toute notre liberté d'action. La jeune fille était à peine âgée de quinze ans. On ne pouvait prendre le parti décisif de l'amputation sans l'assentiment formel de sa famille, et celle-ci, fixée dans une province éloignée, était représentée à Paris par une dame peu disposée à comprendre les exigences de la chirurgie. Après une vive réaction inflammatoire, accompagnée d'un gonflement considérable qui remontait jusqu'au milieu de la cuisse, il y eut une certaine amélioration qui permit de songer à pratiquer l'amputation consécutive au tiers supérieur du fémur. On avait même pris jour pour le 7 février, lorsque l'amélioration toujours croissante fit naître l'espoir de conserver le membre. Mais cette amélioration fut passagère, et lorsqu'elle fit place à une nouvelle aggravation, l'idée de l'amputation, difficilement acceptée une première fois par la protectrice de la jeune fille, souleva chez cette dame une répugnance qu'il fallut bien respecter. Des fusées purulentes se formèrent. Le 24 février, M. Voillemier fut obligé de pratiquer une contre - ouverture à la partie postéro-externe de la cuisse. Il fit en même temps de vaines tentatives pour découvrir le projectile, et vous verrez tout à l'heure que ces tentatives devaient nécessairement échouer. Le 26 février, je succédai à M. Voillemier dans son service. De nouvelles fusées purulentes s'étaient produites ; le gonflement remontait jusqu'au voisinage des trochanters ; déjà il fallait renoncer à l'idée de couper la cuisse dans la continuité, et la seule amputation praticable était la désarticulation coxo-fémorale. L'état général s'était d'ailleurs notablement aggravé. Lorsqu'on me questionna sur le degré de gravité de l'opération qui était maintenant la seule ressource de la chirurgie, je ne crus pas devoir en dissimuler les dangers, et j'essuyai un refus qui me contraignit à attendre sans espoir un événement désormais inévitable. Le 8 mars, il fallut ouvrir un énorme abcès qui s'était formé au milieu de la cuisse, au niveau du foyer de la fracture. Le doigt, introduit dans la plaie, découvrit un long fragment osseux pointu et dénudé appartenant manifestement au segment supérieur du fémur. Une suppuration ichoreuse, fétide, extrêmement abondante, s'échappa les jours suivants par toutes les ouvertures, et la jeune fille, épuisée en outre par une diarrhée colliquative, n'avait plus que quelques jours à vivre, lorsqu'un érysipèle qui gagna rapidement la cuisse et la paroi abdominale, accéléra sa mort et mit fin à ses souffrances.

L'autopsie ne put être faite. La dame trop sensible qui avait entravé notre traitement voulut donner à sa malheureuse protégée une dernière marque de son affection, et ne nous permit pas d'examiner les viscères. Il fallut donc se borner à l'examen de la cuisse. M. Descroizilles a décrit dans son observation la disposition des parties molles de ce membre ; je n'ai rien à y ajouter, mais j'aurai à vous soumettre quelques réflexions sur l'état du fémur en mettant de nouveau sous vos yeux cet os qui vous a déjà été présenté dans le temps par M. Descroizilles, et qui est déposé aujourd'hui au musée Dupuytren.

Ce qui frappe au premier abord, c'est l'existence d'une fracture très oblique située au tiers supérieur du fémur, et, par conséquent, bien au-dessus du point où le projectile a pénétré dans le membre. Cette fracture, à cause de son excessive obliquité, remonte beaucoup plus haut que nous ne l'avions pensé pendant la vie. Nous avions admis, en outre, que la solution de continuité de l'os avait été produite par le choc du projectile, et nous nous attendions à trouver celui-ci, soit dans le foyer de la fracture, soit dans l'épaisseur des chairs environnantes. Mais toutes les recherches faites au moment de l'autopsie par M. Descroizilles et ses collègues furent vaines. Le corps étranger ne se trouva ni dans les muscles, ni sous la peau, ni entre les fragments de l'os, et l'on put se demander un instant s'il n'était pas ressorti par l'ouverture d'entrée.

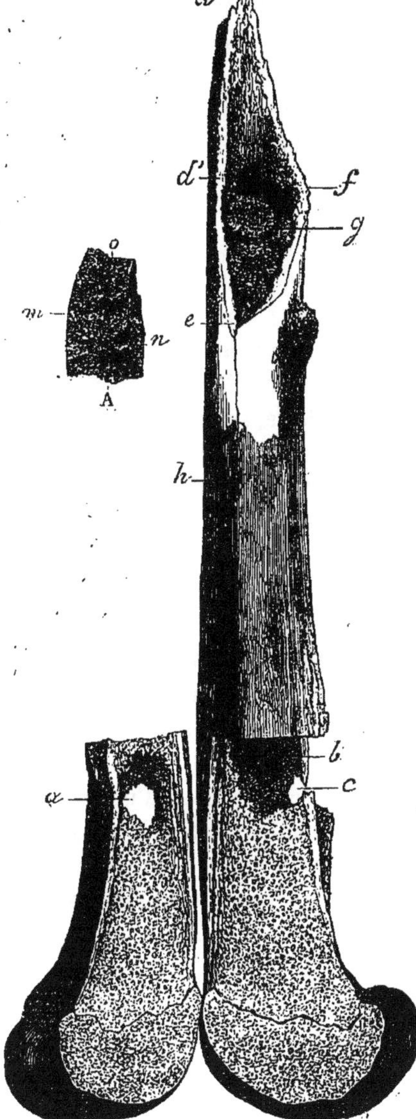

La grande figure représente le fragment inférieur du fémur (deux tiers de la grandeur naturelle). L'extrémité inférieure de cet os est sciée en long jusqu'au niveau du point frappé par le projectile.

a, ouverture d'entrée du projectile.

b, le projectile contenu dans le canal médullaire et situé plus haut que l'ouverture d'entrée.

c, petite perforation située vis-à-vis de l'ouverture d'entrée et résultant de la chute d'un petit séquestre nécrosé par le choc du projectile.

d e, la fracture spiroïde.

dd'e, le trait vertical de cette fracture se continuant sur le corps de l'os sous forme de fêlure longitudinale.

d f e, le trait spiral de la fracture.

dd'efd, le canal médullaire ouvert très obliquement sous la forme d'un énorme bec de plume, et circonscrit de toutes parts par un anneau de tissu compacte nécrosé, au delà duquel commencent les ossifications périostales.

g, ossification nouvelle dans le canal médullaire, faisant saillie au-dessus du plan de la fracture sous la forme d'un champignon.

La petite figure A représente en grandeur naturelle le fragment de bombe fulminante arrêté dans le canal médullaire du fémur: M, face convexe de ce fragment; N, sa face concave; O, son bord tranchant.

Mais l'examen avait été fait rapidement, et même un peu à la dé-, robée, le matin, avant l'heure de la visite. M. Descroizilles, pressé par le temps, fit à la hâte les incisions nécessaires pour enlever le fémur, et la pièce venait d'être extraite lorsque j'arrivai à l'hô- pital. Nous vîmes alors qu'il existait à la partie inférieure du fémur, à 7 centimètres seulement au-dessus de l'interligne articulaire du genou, et à 12 centimètres au-dessous de l'extrémité inférieure de la fracture, un orifice irrégulier, paraissant fait à l'emporte- pièce, ayant environ 12 millimètres dans sa plus grande longueur, et pénétrant jusqu'au canal médullaire. La paroi opposée de l'os n'était point perforée : il était clair que cette lésion avait été pro- duite par l'action directe du projectile ; mais c'était en vain qu'on explorait, soit avec l'œil, soit avec le stylet, le fond de cet orifice, on n'y découvrait aucun corps étranger. J'en conclus que le pro- jectile, parvenu dans le canal médullaire, avait dû glisser dans cette cavité et se porter soit au-dessus, soit au-dessous de l'ouverture d'entrée ; un trait de scie vertical fut pratiqué avec soin, et nous trouvâmes effectivement que le corps étranger s'était logé au-dessus de l'ouverture d'entrée, dans l'épaisseur de la substance spon- gieuse très raréfiée qui limite l'extrémité inférieure du canal de la moelle. C'était un fragment de bombe taillé en forme de coin, ou plus exactement en tronc de pyramide quadrangulaire, long de 12 millimètres, épais de 5, large de 6, terminé d'un côté par une surface convexe empruntée à une courbure de sphère, et de l'autre côté par une surface concave beaucoup moins étendue, empruntée à une sphère concentrique à la précédente et d'un rayon plus petit. Enfin, on apercevait sur l'une des faces de la pyramide l'empreinte d'un demi-pas de vis creusé dans l'épaisseur du métal pour recevoir une des cheminées qui pénétraient jusque dans la cavité de la bombe.

Le projectile, après avoir défoncé la paroi antérieure du canal médullaire, n'avait pas eu assez de force pour perforer la paroi postérieure, sur laquelle il avait glissé de bas en haut ; mais il l'avait violemment contuse, et l'ébranlement reçu en ce point par la lame compacte avait été suffisant pour en déterminer la morti- fication. Le périoste correspondant était soulevé dans une étendue de plus de 1 centimètre, et le séquestre était déjà en voie d'éli- mination.

Ainsi, d'une part une fracture très oblique située au tiers supérieur du fémur, d'une autre part une perforation sans fracture située beaucoup plus bas à l'extrémité inférieure du canal médullaire : telles sont les deux lésions que nous présente cet os, et il me paraît certain qu'elles sont indépendantes l'une de l'autre. Il me paraît tout à fait impossible qu'un projectile aussi peu volumineux ait pu déterminer, outre la perforation au fond de laquelle on l'a retrouvé, une grande fracture par contre-coup à l'extrémité opposée du fémur. La fracture a donc dû se produire, soit immédiatement après la blessure, lorsque la jeune fille est tombée sur le trottoir, soit quelques secondes plus tard, lorsqu'elle a été foulée aux pieds par ses voisins. Mais cette dernière supposition me paraît moins vraisemblable que l'autre, parce que les caractères de la fracture indiquent qu'elle a été déterminée très probablement par une cause indirecte. Ces caractères, que je vais maintenant indiquer, ne s'observent guère que dans les fractures qui se produisent dans les chutes sur les pieds ou sur les genoux, lorsque le corps est entraîné en même temps dans un mouvement de rotation.

La fracture du fémur, comme je l'ai déjà dit, est extrêmement oblique ; elle commence à 4 centimètres au-dessous du petit trochanter, et s'arrête, après un trajet de 7 centimètres, à 19 centimètres au-dessus de l'interligne articulaire du genou. Malgré les dépôts osseux abondants qui se sont formés sur les deux fragments, la direction et la disposition de ceux-ci sont encore parfaitement évidentes, parce que les ossifications fournies, les unes par la moelle, les autres par le périoste, ont entièrement laissé à nu le tissu compacte qui limite sur les deux fragments le foyer de cette vaste fracture. On peut donc s'assurer aisément que la fracture appartient à cette variété singulière décrite par Gerdy en 1852, sous le nom de *fracture spiroïde*, variété plus complétement étudiée ensuite par M. Gosselin et par son élève M. Burci, sous le nom de *fracture cunéenne* ou *en V*. Un trait linéaire et vertical, long de 7 centimètres, limite en arrière le foyer de la solution de continuité, et les deux extrémités de ce trait vertical sont unies par un tour de spirale allongé qui contourne très obliquement le corps du fémur. Il en résulte que les deux fragments se terminent en pointe longue et aiguë, et que le canal médullaire, coupé suivant une direction presque parallèle à son axe, présente sur·chaque fragment la forme d'un énorme bec de plume. (Voy. la fig., p. 6.)

Dans un intéressant travail que la Société de chirurgie a publié dans le cinquième volume de ses *Mémoires*, M. Gosselin a fait connaître la gravité de ces fractures en V, et, en signalant la fréquence de l'infection purulente consécutive, il a placé le point de départ de cette infection dans le tissu de la moelle largement ouvert, ramolli et putréfié au milieu d'un vaste foyer. Cette opinion a soulevé quelque opposition dans le sein de la Société de chirurgie. Je pense, pour ma part, que les fractures cunéennes sont moins graves qu'on n'a pu le croire dans l'origine. Il ne faut pas oublier, en effet, que ces fractures, quoique susceptibles d'être diagnostiquées aujourd'hui, n'ont été découvertes que par les recherches anatomo-pathologiques, et celles-ci, naturellement, n'ont pu être faites que dans les cas où des accidents fâcheux avaient entraîné la mort ou rendu l'amputation nécessaire. Maintenant que la fracture en V est mieux connue, maintenant qu'on peut la reconnaître sur le vivant dans beaucoup de cas, il est permis d'en rappeler du premier pronostic. J'en ai vu plusieurs exemples qui ont bien guéri ; et d'ailleurs, à défaut d'expérience récente, l'expérience ancienne pourrait suffire, car il se confirme de plus en plus que la plupart des fractures obliques de la jambe, de ces fractures si difficiles à réduire et à maintenir, qui ont conduit M. Malgaigne à inventer sa vis à pointe; il se confirme, dis-je, de plus en plus que la plupart de ces fractures sont des fractures en coin, et l'on sait que de tout temps on en a guéri un grand nombre avec ou sans difformité.

La pièce actuelle, quoique provenant d'un sujet qui a succombé, pourrait presque être invoquée comme une preuve de la curabilité des fractures en coin, car les accidents signalés par M. Gosselin, le ramollissement, la suppuration et la putréfaction de la moelle, ne se sont point manifestés, et les symptômes de l'infection purulente ont également fait défaut. Malgré la complication si grave d'un projectile irrégulier lancé par la poudre fulminante, malgré les fusées purulentes dont ce projectile a provoqué la formation, enfin, malgré le vaste foyer de suppuration au sein duquel baignaient les longs fragments du fémur, la moelle, divisée et ouverte dans une très grande étendue, au lieu de se dissocier et de se putréfier, est devenue le siége d'un très remarquable travail de réparation. Un bouchon osseux, constitué par un tissu spongieux très fin, obture complétement l'ouverture du canal médullaire et forme même sur le fragment inférieur une végétation arrondie, grosse comme une noisette, qui fait saillie au-dessous de la surface de la fracture. Ce qu'il y a de plus remarquable, c'est que cette végétation, implantée sur l'orifice du canal médullaire, et en continuité avec la moelle proprement dite, est tout à fait indépendante du tissu osseux et du périoste. Celui-ci a été décollé de toutes parts dans une étendue de plusieurs millimètres, et le tissu compacte, entièrement dépouillé de sa membrane vasculaire, a cessé de vivre depuis le jour de l'accident. Le trajet de la fracture est donc aussi net, aussi blanc, que si la fracture avait été produite sur un squelette desséché ; un séquestre annulaire, ou plutôt elliptique, se serait évidemment détaché de chaque fragment si la malade eût vécu quelques mois, et c'est seulement au delà de cette zone nécrosée que commencent les ossifications périphériques d'origine périostale. Les parties osseuses de formation nouvelle qui ont pris naissance dans le foyer de la fracture proviennent donc de deux sources bien distinctes. Les unes ont été sécrétées par le périoste et les autres par la moelle, et comme il n'existe entre elles aucune continuité, aucune communication, comme elles sont séparées de toutes parts les unes des autres par une couche épaisse de tissu compacte mortifié depuis le premier jour, l'idée de leur assigner une commune origine ne peut même pas se présenter à l'esprit.

Gardez-vous de croire, messieurs, que ce phénomène soit exceptionnel ; il n'y a d'exceptionnel ici que l'évidence de la démonstration : dans toute fracture qui se consolide, dans tout os amputé qui se cicatrise, dans toute résection étendue jusqu'au canal médullaire, et suivie de guérison, une masse osseuse plus ou moins abondante se forme constamment à la surface de la moelle divisée, et obture définitivement en ce point la cavité du canal médullaire. Il n'y a d'exception à cette règle que dans les cas relativement assez rares de fractures sans aucun déplacement ; car on trouve alors, en faisant l'autopsie longtemps après la consolidation, que la moelle du fragment supérieur se continue sans interruption avec celle du fragment inférieur, soit que l'oblitération du canal médullaire n'ait été que transitoire, soit qu'elle n'ait jamais existé,

et que la plaie de la moelle se soit réunie par première intention.
Au surplus, le fait que je vous signale, c'est-à-dire la formation
d'un bouchon osseux à l'extrémité de la moelle divisée, est connu
et admis de tout le monde; et il n'a jamais été, que je sache, mis
sérieusement en contestation. Seulement on a prétendu que ce
bouchon osseux n'était dû ni à l'ossification de la moelle, ni à l'ossification d'un blastème sécrété par la moelle, et qu'il provenait
toujours d'un prolongement du cal extérieur ou périostique, étendu
par voie de continuité jusque dans le canal médullaire. En d'autres
termes, on a cru pouvoir attribuer exclusivement à une propriété
spéciale du périoste la formation de toutes les productions osseuses
d'origine traumatique, et cette théorie erronée n'est qu'un cas par-
ticulier d'une théorie plus générale, qui fait découler du périoste
tous les phénomènes de formation, d'accroissement, de nutrition
et de réparation du tissu osseux.

Je ne puis songer ni à exposer ici tous les faits, toutes les expériences, tous les arguments sur lesquels repose cette doctrine. Vous
savez que le célèbre Duhamel, qui fut sinon le fondateur, du moins
le précurseur de la physiologie pathologique, eut le premier l'idée
d'étudier le développement et la nutrition des os sur les animaux
soumis au régime de la garance. Croyant à tort, comme on le croit
encore assez généralement aujourd'hui, que la garance ne colo-
rait que le tissu osseux en voie de formation, et trouvant que, chez
les animaux sacrifiés pendant la durée du régime, la couche la
plus colorée était toujours située sous le périoste, — ce qui est,
du reste, parfaitement vrai, — il en conclut que cette membrane
était l'organe générateur du tissu osseux. Cette opinion le condui-
sit à instituer des expériences directes sur le périoste. Il détruisit
partiellement cette membrane, il la souleva de diverses manières,
la sépara de l'os par des corps étrangers métalliques, et découvrit ainsi une des vérités les plus certaines, un des phénomènes les
plus constants et les plus féconds en résultats pratiques, savoir :
que le périoste possède une merveilleuse propriété ostéoplastique.
Cette grande et belle découverte suffirait à elle seule pour rendre
impérissable le nom de Duhamel; mais elle souleva presque aussitôt une vive opposition, parce que ce savant en avait tiré par
induction deux conséquences erronées. Ayant étudié à la fois le phénomène de l'accroissement en diamètre sur les os longs des jeunes

animaux et sur le tronc des arbres, il avait établi entre ces deux phénomènes un rapprochement ingénieux. Suivant lui, la couche profonde de l'écorce, qui porte le nom de *liber*, se formait aux dépens du *cambium* ou suc plastique des végétaux ; puis la couche profonde du *liber* se transformait en aubier, et l'aubier, l'année suivante, se transformait en bois. De même, chez les animaux, le suc nutritif formait incessamment de nouveaux feuillets de périoste, et ceux-ci passaient ensuite à l'état osseux par un second travail, qui constituait la dernière période de l'ostéogénèse. Ainsi, pour Duhamel, le périoste était l'agent exclusif de l'ossification ; non-seulement, — première erreur, — il en fournissait tous les éléments, mais encore, — seconde erreur, — il s'ossifiait lui-même. Je passe sous silence tout ce qui est relatif à la résorption incessante des couches internes, phénomène très nettement indiqué par lui, mais plus complétement étudié dans notre siècle par M. Flourens.

Telle fut la double théorie de Duhamel sur le développement des os et sur le développement des arbres (1). Ces deux théories paraissaient s'étayer mutuellement ; mais elles n'étaient pas plus exactes l'une que l'autre. Reposant toutes deux sur des faits expérimentaux qui ont été confirmés par les recherches modernes, elles renfermaient l'une et l'autre des erreurs partielles qui devaient tôt ou tard les rendre inadmissibles. Ce n'est pas ici le lieu d'analyser la théorie de l'accroissement des végétaux ; je me bornerai à dire que la transformation du *liber* en aubier est tout à fait imaginaire, comme l'est, du reste, la prétendue transformation du périoste en os.

Lorsque parut la théorie de Duhamel, il y avait dans la chirurgie une réaction presque générale contre l'antique doctrine de la régénération des chairs. On avait jadis admis sans preuve que tous les tissus de l'économie avaient la propriété de se reproduire ; on croyait que les organes complexes eux-mêmes pouvaient renaître après avoir été détruits ; on racontait, par exemple, que la verge et la langue des hommes avaient pu repousser après l'amputation, comme la queue des salamandres, et l'on attribuait ces effets mer-

---

(1) Duhamel, sept *Mémoires sur les os*, etc., dans les *Mémoires de l'Académie des sciences*, 1739, 1741, 1742 et 1743.

veilleux à la puissance de la *Nature médicatrice,* sorte de provi-
dence intérieure et individuelle toujours occupée à entretenir l'in-
tégrité de l'organisme. Cette croyance, née dans l'antiquité
païenne, remontait à l'époque où, pour expliquer les phénomènes
de la nature, on plaçait une naïade dans chaque fontaine et dans
chaque arbre une hamadryade. Accepté et développé dans le
moyen âge, le dogme de la nature médicatrice avait survécu,
comme tant d'autres, aux superstitions du paganisme, et au
XVIe siècle il avait trouvé grâce devant la critique trop indulgente
des premiers rénovateurs de la science. Il s'étalait dans tous les
livres et régnait dans tous les esprits, lorsque le scepticisme du
XVIIIe siècle inaugura une ère nouvelle. On commença alors à
s'apercevoir que les phénomènes attribués à l'initiative de la
nature médicatrice dépendent purement et simplement de l'appli-
cation des lois générales et immuables de l'organisme, et que ces
lois entrent en jeu toutes les fois qu'un accident leur donne prise,
quelquefois avec inconvénient, plus souvent avec avantage, et toujours sans but déterminé.

Il ne s'agissait plus que de découvrir ces lois jusqu'alors incon-
nues, œuvre bien longue et bien périlleuse, et qui aujourd'hui encore, après un siècle de recherches assidues, est loin d'être ter-
minée. Tant que ces lois ne seront pas entièrement découvertes,
tant qu'il restera dans les phénomènes de l'organisme malade des
obscurités et des mystères, il y aura des esprits qui trouveront
plus commode de trancher la difficulté en ayant recours à la supposition de la nature médicatrice. Il y a donc encore des *naturistes,* et je n'ai pas l'ambition de dissiper les illusions de leur
croyance facile.

J'ai dit que la première réaction contre le naturisme datait du
XVIIIe siècle. A cette époque, on examina pour la première fois la
doctrine de la régénération des chairs, et l'on ne tarda pas à s'apercevoir qu'elle était fausse dans sa généralité. Il suffit, en effet,
d'examiner les choses d'un œil non prévenu pour reconnaître que,
dans les plaies avec perte de substance, la cicatrisation n'est point
due à la reproduction intégrale des tissus; que la peau et les
muscles, une fois détruits, n'ont pas, comme le phénix, la propriété
de renaître de leurs cendres, et que les cicatrices extérieures pos-
sèdent une structure spéciale différente de celle des tissus qu'elles

remplacent. Dès que cette remarque fut faite, le dogme antique de la régénération des chairs fut ébranlé dans sa base. Il devint l'objet d'une réaction, qui, comme la plupart des réactions, dépassa le but qu'il fallait atteindre. On alla jusqu'à nier, non-seulement la régénération des parties détruites, mais encore toute régénération quelconque; on nia jusqu'à la formation du tissu cicatriciel qui ferme les pertes de substance; on prétendit que celles-ci ne se comblent jamais, et que si elles paraissent le faire, cela tient à l'affaissement ou à l'ampliation des parties environnantes. Cette doctrine, aussi fausse que la précédente, fut accueillie et sanctionnée après de longs débats par l'Académie royale de chirurgie (1). Il a fallu bien des recherches et bien des expériences pour faire revenir les esprits de cette nouvelle prévention, et pour démontrer que si, chez les animaux supérieurs, les *organes complexes* ne se régénèrent pas, la plupart des *tissus*, le tissu nerveux lui-même, et même *certains organes simples*, peuvent du moins se régénérer dans beaucoup de cas. Les travaux modernes ont donc réhabilité la doctrine de la régénération des tissus, mais ils l'ont en même temps débarrassée des erreurs naturistes qui l'avaient rendue insoutenable. Ils ont révélé les causes de la régénération et les lois qui la régissent. Nous savons aujourd'hui que les tissus nouveaux prennent naissance au sein d'une exsudation plastique, d'un blastème qui s'organise, et participe désormais à la vie commune; que cette organisation, dans sa forme la plus simple, aboutit à la formation du tissu *inodulaire*, dont les éléments ne diffèrent pas de ceux du tissu cellulaire, — et que, dans une forme plus avancée, le blastème revêt une organisation analogue à celle des tissus avec lesquels il est en contact. C'est ce qu'on appelle la *loi d'analogie de formation*, découverte par Vogel, loi bien simple et bien admirable, dont les résultats sont souvent merveilleusement utiles, mais qui, comme toutes les lois de l'organisation, s'applique d'une manière aveugle, et entraîne quelquefois des conséquences désastreuses. L'étude de la nécrose invaginée ne le prouve que trop.

Ceci nous ramène à la régénération des os. Avant que la doc-

---

(1) Voy. surtout le mémoire de Fabre et celui de Louis dans les *Mémoires de l'Académie royale de chirurgie*, t. IV, p. 74 et p. 106. In-4, Paris, 1768.

trine de la régénération des tissus eût été attaquée dans son ensemble, Duhamel, comme on vient de le voir, avait attribué au périoste la fonction exclusive de donner naissance à l'ossification normale ou pathologique. L'accroissement et la régénération des os, ainsi que la formation du cal, étaient attribués par lui à l'ossification des couches les plus profondes du périoste. Le grand Haller et ses élèves mirent en doute cette ossification du périoste, et expliquèrent les formations osseuses par l'organisation d'un suc exhalé des vaisseaux, et désigné par eux sous le nom de *suc osseux* (1). Ils eurent le tort de considérer ce suc comme une substance toute spéciale ; ils ne virent pas que la forme qu'il revêt en s'organisant dépend, en grande partie, de la nature des tissus au sein desquels il est exhalé, et non de sa nature particulière ; ils méconnurent qu'un suc plastique exactement semblable s'épanche fréquemment dans d'autres parties du corps et y revêt une organisation différente ; en d'autres termes, ils passèrent, sans l'apercevoir, à côté de la loi d'*analogie de formation*. A part ce détail, purement théorique, l'école de Haller était dans la vérité, et l'étude des régénérations osseuses était sur le point de devenir positive et complète, lorsque l'Académie de chirurgie, en repoussant la doctrine de la régénération des chairs, fut conduite à nier du même coup la reproduction du tissu osseux. C'était nier l'évidence, mais on ne s'en inquiétait guère. Il y a toujours des esprits qui sont prêts à faire incliner les faits devant la théorie. Cette erreur, qui consistait à nier la régénération osseuse, ne fut ni passagère, ni circonscrite à un petit nombre de personnes. Elle devint promptement générale, elle ne disparut même pas devant les beaux travaux de Troja, ni devant les importantes observations de David. En 1784, Brun, chirurgien en chef de l'Hôtel-Dieu Saint-Jacques, à Toulouse, lut à l'Académie de cette ville un mémoire plein d'aigreur, où il se répandait en invectives contre les partisans de la régénération (2). Léveillé marcha sur ses traces, et à plusieurs reprises il se laissa

(1) Voy. Haller et Detleef, *De ossium formatióne*, dans *Halleri opera minora*, t. II, p. 400. In-4, Lausanne, 1767. — Bordenave, deux *Mémoires sur les os*, dans la collection de Fougeroux sur les os. In-8, Paris, 1770. — Fougeroux, deux *Mémoires sur les os*. In-8, Paris, 1770.

(2) On trouvera un extrait de ce mémoire à l'article NÉCROSE du *Dictionnaire des sciences médicales*, par Ribes.

aller à prodiguer les injures les plus grossières à ceux de ses contemporains qui accordaient au tissu osseux la propriété de se régénérer (1). Pour lui, l'os nouveau qui remplace le séquestre est dû à l'hypertrophie excessive d'une parcelle osseuse qui a échappé à la mortification ; hors de cette opinion, il n'y a point d'honnêtes gens. Richerand, plus modéré que Léveillé, adopta les mêmes erreurs (2), et y resta fidèle, car il est probable que l'article RÉGÉNÉRATION, publié en 1820 dans le *Dictionnaire des sciences médicales*, est sorti de sa plume. Enfin, ce n'est pas sans regret que l'on voit Béclard lui-même prêter l'appui de son autorité à une doctrine que Léveillé avait imposée à ses contemporains par une sorte d'intimidation (3).

La cause de cet aveuglement et de cette obstination gît certainement dans l'insuffisance de la théorie de Duhamel, qui régnait à cette époque, et qui compte encore de nos jours de nombreux partisans, théorie dont les défauts frappaient l'esprit de beaucoup d'observateurs. On se figurait qu'il fallait choisir entre cette théorie exclusive et la négation de toute régénération osseuse, et l'on oubliait qu'à côté de ces deux doctrines il y en avait une troisième, sur laquelle il eût suffi de jeter les regards pour faire disparaître tant d'incertitudes et de contradictions.

Déjà Haller, et avec lui Detleef et Bordenave, avaient démontré que les ossifications nouvelles s'effectuent aux dépens d'un suc plastique exhalé des vaisseaux. Troja, qu'on s'obstine, faute de l'avoir lu, à présenter comme partisan de Duhamel, avait également reconnu la présence et le rôle de ce suc plastique ; et il avait même démontré que le *périoste n'est pas l'agent exclusif de l'ossification*, puisqu'il avait obtenu, dans ses expériences, la formation d'un os nouveau, dans l'intérieur du canal médullaire, chez les animaux sur lesquels il avait complétement détruit le périoste (4).

(1) Voy. surtout *Considérations générales sur la nécrose*, p. 256 et 265, à la suite de l'édition française des *Mémoires de physiologie et de chirurgie* de Scarpa. In-8, Paris, 1804.

(2). Richerand, *Nosographie chirurgicale*, t. II, p. 97, première édition. Paris, 1805.

(3) Béclard, *Réflexions sur la nécrose et sur le cal*, dans le *Bulletin de la Faculté de médecine*, t. III, p. 426. In-8, Paris, 1813.

(4) Mich. Troja, *De novorum ossium regeneratione experimenta*. In-12, Paris, 1775. — Troja a obtenu dans des conditions très diverses la formation d'un os nou-

J. Hunter fit un pas de plus, en contestant que le prétendu *suc osseux* fût un produit spécial, et en l'assimilant à la lymphe coagulable que l'inflammation sécrète dans toute autre circonstance. C'était un progrès important, parce qu'il est certain que les produits inflammatoires exhalés au contact des os ont de la tendance à s'ossifier, mais ce n'était pas toute la vérité, parce qu'il est également certain que cette propriété n'appartient pas exclusivement aux produits de l'inflammation, mais à tous les blastèmes organisables, inflammatoires ou non, qui viennent à s'épancher au contact du tissu osseux. Hunter s'était du reste affranchi du préjugé qui attribuait au seul périoste le mérite de l'ossification. Suivant lui, toutes les parties qui environnaient le séquestre sécrétaient la matière plastique qui s'ossifiait. Cette doctrine était fort sage, mais elle n'eut que peu de succès, parce que Hunter y avait joint des remarques inacceptables sur le rôle de la nature médicatrice, et sur une certaine espèce d'inflammation, qu'il appelait l'*inflammation ossifique*.

Ce fut donc Charmeil qui eut l'honneur de détruire la théorie de Duhamel, et de réhabiliter en même temps la régénération des os. Il publia en 1821 de remarquables expériences, qui mettent hors de doute le mécanisme de cette régénération. Ces expériences, perdues à la fin d'un très mauvais *Traité sur les métastases*, n'ont pas obtenu tout le retentissement qu'elles méritaient, et j'aime à croire que si M. Flourens les eût connues, il n'eût pas récemment rendu un nouvel hommage à la théorie désormais impossible de Duhamel. Sur une première série de pigeons, Charmeil mit à nu, dans une étendue de près de 3 centimètres, la partie moyenne de

<hr>

veau dans le canal médullaire. J'appelle surtout l'attention sur la série d'expériences rapportées sous le titre : *Experimentum nonum*. Après avoir désarticulé le pied, il coupait circulairement les chairs au milieu de la jambe jusqu'au tibia, puis il enlevait toutes les parties molles au-dessous de cette section, ratissait le périoste, et obtenait ainsi un moignon que dépassait un long fragment d'os dénudé, semblable à un manche de gigot. Pour préserver cet os de la dessiccation et du contact de l'air, il l'engageait dans une bourse membraneuse formée d'une vessie natatoire de poisson. C'est dans ces conditions qu'il vit un os nouveau parfaitement séparable, et entièrement distinct de l'os ancien, se former dans toute la partie du canal médullaire qui correspondait à la dénudation. Il répéta cette expérience un très grand nombre de fois avec de légères variantes : *idem per numerosissimas iteravi experimentum vices* (p. 107, § 89, voy. tab. II, fig. 2-5).

l'un des os de l'avant-bras. Après avoir complétement détaché et enlevé le périoste, il coupa l'os à la partie inférieure de la dénudation, fit saillir à l'extérieur le fragment dénudé, introduisit violemment dans le canal médullaire des morceaux de plomb pour broyer et détruire entièrement la moelle, puis il repoussa l'os au milieu des chairs et attendit. Le fragment ruginé se nécrosa complétement dans tous les cas, et quoique le périoste eût été entièrement détruit, un nouvel os se forma autour du séquestre. En sacrifiant les pigeons à diverses époques, Charmeil assista à toutes les phases de ce travail régénérateur ; il vit une lymphe plastique, sécrétée par les chairs voisines, d'abord visqueuse, puis plus dense, acquérir vers le dix-huitième jour la consistance de la cire, devenir ensuite cartilagineuse, et enfin tout à fait osseuse, tout à fait semblable à l'os nouveau qui entoure les séquestres ordinaires. Sur une autre série de pigeons, il enleva complétement un fragment osseux, long de 3 centimètres, en y comprenant à la fois le périoste, la moelle et toute l'épaisseur du tissu compacte. Cette résection étant pratiquée sur l'un des os de l'avant-bras, le second os s'opposa au raccourcissement du membre, de sorte que les fragments ne purent venir au contact. Malgré cette circonstance, malgré l'ablation totale de la moelle et du périoste, la régénération n'en eut pas moins lieu, et toujours par le même mécanisme que dans le premier cas (1). On objectera peut-être que les oiseaux diffèrent trop de l'organisation de l'homme pour qu'on puisse rien conclure de ces résultats ; mais on obtient quelquefois, chez les mammifères, une régénération aussi complète dans des conditions semblables. Ainsi Michel Medici, ayant enlevé sur un mouton un pouce de la longueur d'une côte, en y comprenant le périoste et même une partie de l'épaisseur des muscles intercostaux, trouva, quatre ans après, la perte de substance de l'os totalement comblée. La portion osseuse régénérée était même plus large que le reste de la côte : il est vrai qu'elle était plus mince (2). Les cas de ce genre sont rares chez les mammifères, mais il est commun, dans les mêmes circonstances, de trouver une corde fibreuse qui prend

(1) Charmeil, *Recherches sur les métastases, etc.*, p. 322 et suiv. In-8, Metz, 1821.

(2) *Archives générales de médecine*, 3ᵉ série, 1854, t. III, p. 669.

la place du fragment enlevé, et qui renferme dans son épaisseur des noyaux osseux plus ou moins volumineux. Heine, qui est pourtant partisan de la doctrine de Duhamel, a plusieurs fois constaté ce résultat important (1), que j'ai moi-même vu une fois sur l'homme, dans un cas où l'extrémité inférieure du radius avait été reséquée par Blandin. Rapprochons tout cela des faits innombrables qui prouvent que dans les résections (2) et dans les fractures la moelle sécrète un bouchon osseux, et que pareille chose a lieu à la suite des amputations ; rappelons que Troja a obtenu bien des fois un os nouveau au centre du canal médullaire, et nous verrons combien il est faux de prétendre que le périoste soit l'agent exclusif des régénérations osseuses.

Je sais que ces expériences de Troja ont été tiraillées et interprétées dans un sens favorable à la théorie de Duhamel. On a prétendu, contrairement à l'évidence, et pour n'avoir pas lu le texte de Troja, que l'os nouveau développé dans l'intérieur du canal médullaire n'était autre chose que la couche la plus interne de l'os ancien. Il serait aisé de réfuter cette assertion. Mais il y a d'autres faits qui échappent à toutes les objections, et celui qui fait l'objet de ce rapport nous montre une production osseuse volumineuse, végétante, développée à l'extrémité du canal médullaire, et entièrement séparée du périoste et de toutes les parties molles voisines par un anneau inerte de tissu compacte nécrosé, de telle sorte qu'il est impossible de méconnaître que cette masse osseuse, de formation nouvelle, a été exclusivement sécrétée par la moelle.

Le périoste, je le répète, n'est donc pas l'agent exclusif de la régénération des os. Hâtons-nous toutefois de reconnaître qu'en général, le périoste joue dans cette régénération le principal rôle. Le périoste fait partie de l'os, et il en est aussi la partie la plus vasculaire et la plus inflammable. La lymphe plastique qu'il sécrète trouve, dans la facilité avec laquelle il se laisse décoller, des conditions favorables qui lui permettent de s'étaler en couche à sa face interne. Elle s'organise bientôt, et obéissant à la loi d'analogie de

(1) *Arch. gén.*, loc. cit., p. 667.

(2) Voy. surtout Albrecht Wagner, *Ueber den Heilungsprozess nach Resection und Extirpation der Knochen.* In-8, Berlin, 1853. J'ai donné, dans les *Archives générales de médecine*, 5ᵉ série, t. II, III et V, une traduction de cette importante monographie.

formation, elle devient d'abord cartilagineuse, puis osseuse. Elle donne donc naissance à un os nouveau, naturellement moulé autour de l'os ancien, poreux, spongieux et très vasculaire, comme toutes les ossifications nouvelles, tapissé à sa face externe par le périoste, donnant implantation aux muscles et aux tendons qui s'inséraient primitivement sur le fragment nécrosé, et se prolongeant solidement, sur les limites du séquestre, autour du reste de l'os. Ainsi se trouve rétablie la continuité et la solidité du squelette. Ainsi se forme un os nouveau, qui remplace l'ancien dans ses rapports et ses fonctions : admirable résultat de la loi d'analogie de formation, qui régit la pathologie du système osseux ! Par malheur, ce travail de régénération est aveugle, c'est lui qui invagine la plupart des séquestres, qui s'oppose à la guérison spontanée de la nécrose, c'est lui qui fait périr beaucoup de malades, et qui en tuerait un plus grand nombre encore, si la chirurgie, plus *médicatrice* que la nature, ne savait pas intervenir à propos.

Ces remarques, trop longues peut-être, m'ont pourtant paru utiles aujourd'hui, parce que des expériences toutes récentes, et déjà célèbres, ont ramené beaucoup d'esprits à la théorie de Duhamel. Vous connaissez tous, messieurs, les résultats remarquables obtenus par M. Ollier. Cet ingénieux expérimentateur, abordant un sujet presque rebattu, sur lequel il semblait qu'il n'y eût plus rien à découvrir, a trouvé le moyen de récolter une riche moisson de faits entièrement nouveaux, et les découvertes qu'il a faites sur les propriétés du périoste seront comptées parmi les plus importantes de notre époque. L'idée de transplanter des lambeaux de cette membrane, de les enfouir au milieu des chairs, de les greffer loin du squelette, de les transporter même sur un autre animal, — cette idée lui appartient entièrement, et grâce à lui, nous savons que le périoste n'a pas besoin, pour produire de l'os, d'être en contact avec le tissu osseux. Cette membrane entraîne partout avec elle sa propriété ostéoplastique, qui est par conséquent inhérente à son tissu. On le soupçonnait déjà depuis longtemps, mais on ne le savait pas pertinemment, et c'est à M. Ollier que revient le mérite de l'avoir démontré d'une manière rigoureuse et saisissante.

En faisant connaître le résultat de ses belles expériences, en éclairant d'un jour nouveau l'histoire des ossifications accidentelles, M. Ollier, plus prudent que ses prédécesseurs, ne s'est pas laissé aller comme eux à exagérer le rôle déjà si important du périoste. Il n'a nullement prétendu que cette membrane fût l'unique source de l'ossification ; et il a nettement déclaré devant la Société de biologie que le tissu osseux accidentel pouvait se former dans des blastèmes d'origine très différente. C'est donc bien à tort qu'on a pu le considérer comme le défenseur de la théorie de Duhamel ; mais les esprits qui étaient déjà prévenus en faveur de cette théorie ont cru en trouver la confirmation dans les faits nouveaux qu'il a découverts. Faute d'y avoir regardé d'assez près, faute d'avoir pris connaissance des expériences de Haller, de Troja, de Charmeil, de Wagner, de Medici, expériences que celles de M. Ollier n'ont aucunement contredites, on a pu se laisser séduire par l'espoir de rattacher à une cause unique tous les phénomènes de l'ostéogénèse, et cette cause unique on a voulu, comme au temps de Duhamel, la placer dans le périoste. C'est pour réagir contre cette fâcheuse tendance que j'ai cru devoir vous rappeler, messieurs, les phases successives que la question a déjà traversées, et ramener votre attention sur des faits qu'on paraît disposé à laisser tomber dans l'oubli. Ces faits prouvent sans réplique la possibilité de l'ossification sans l'intervention du périoste, et celui que M. Descroizilles vous a présenté dépose dans le même sens.